DIÄT MIT PFIFF

Kleine Portionen, großer Geschmack

Mag. Eva Prasch

CONTENTS

MAG. EVA PRASCH

meine Bücher:
https://evaprasch.com/
https://mailchi.mp/d310096f601e/ratgeber

I. EINLEITUNG

Hallo, liebe Leserinnen und Leser,

ich freue mich sehr, Dich in die Welt von "Diät mit Pfiff: Kleine Portionen, großer Geschmack" einzuführen. Diäten sind oft mit Verzicht und langweiligem Essen verbunden, aber das muss nicht so sein.

In diesem Buch möchte ich mit Dir eine Reise antreten, auf der wir entdecken, wie kleine Portionen nicht nur die Pfunde schmelzen lassen, sondern auch wahre Geschmacksexplosionen auf Deine Teller zaubern können.

Warum kleine Portionen:

Das ist eine Frage, die ich mir selbst gestellt habe und die ich mit euch teilen möchte.

Ich werde mit Dir gemeinsam erkunden, wie kleine Veränderungen in der Portionsgröße große Auswirkungen auf unsere Gesundheit und unser Wohlbefinden haben können.

Der Fokus liegt dabei nicht nur auf dem Abnehmen, sondern ebenso auf dem Genuss. Essen ist nicht nur Treibstoff für unseren Körper sein, sondern auch ein Fest für unsere Sinne.

Gemeinsam werden wir die Welt der Gewürze, Aromen und Texturen erkunden, um köstliche Mahlzeiten zu zaubern, die nicht nur sättigen, sondern auch den Gaumen verführen.

Begleite mich durch die Grundlagen der Diät mit

kleinen Portionen, entdecke die Geheimnisse von würzigen Kombinationen und lass dich von den Rezepten inspirieren. Lass uns gemeinsam beweisen, dass Diät nicht Verzicht bedeuten muss, sondern eine spannende Reise zu einem gesunden und genussvollen Leben ist.

Ich wünsche Dir viel Freude beim Lesen und Ausprobieren der kleinen, aber geschmackvollen Abenteuer, die vor uns liegen!

Herzlichst,
Deine Eva

A. Warum kleine Portionen

Warum ich mich für die Betonung kleiner Portionen in meiner Ernährung entschieden habe, lässt sich auf eine einfache Erkenntnis zurückführen:

Größe spielt eine Rolle – nicht nur in Bezug auf Gewichtsmanagement, sondern auch auf Geschmack und Wohlbefinden.

Ich habe festgestellt, dass kleine Portionen mir ermöglichen, bewusster zu essen. Sie erlauben es mir, mich auf den Geschmack und die Qualität der Lebensmittel zu konzentrieren, anstatt mich von der Menge blenden zu lassen. Diese bewusste Herangehensweise an meine Mahlzeiten hat nicht nur meine Beziehung zum Essen verändert, sondern auch positive Auswirkungen auf meine Gesundheit gehabt.

Kleine Portionen sind für mich ein Weg, die Kontrolle über meine Ernährung zu behalten, ohne auf Genuss zu verzichten. Sie ermöglichen es, den Körper mit genau der Menge an Nährstoffen zu versorgen, die er benötigt, und verhindern übermäßiges Essen. Dadurch fühle ich mich energiegeladener, und mein Körper kann sich besser auf die Verdauung konzentrieren.

Diese Ernährungsphilosophie hat mir gezeigt, dass es nicht darum geht, auf etwas zu verzichten, sondern vielmehr darum, bewusst zu wählen und zu genießen. Kleine Portionen sind für mich der Schlüssel zu einer ausgewogenen und nachhaltigen Ernährung, die sowohl meinem Körper als auch meinem Gaumen guttut.

In den folgenden Abschnitten werde ich gemeinsam mit Dir die vielfältigen Gründe erforschen, warum kleine Portionen eine bedeutende Rolle in einer ausgewogenen Ernährung spielen und wie sie zu einem wahrhaftigen Pfiff in der täglichen Nahrungsaufnahme führen.

Guten Appetit und viel Freude beim Entdecken!

B. Die Bedeutung des Geschmacks in der Diät

Als leidenschaftliche Liebhaberin von gutem Essen habe ich immer betont, dass eine Diät nicht gleichbedeutend sein sollte mit geschmacklosem Verzicht.
Im Gegenteil, ich bin fest überzeugt, dass Geschmack eine zentrale Rolle in einer erfolgreichen und nachhaltigen Diät spielt.

Für mich ist Essen nicht nur Treibstoff für den Körper, sondern auch eine Quelle von Freude und Genuss. Deshalb habe ich mich auf meiner eigenen Reise zu einer ausgewogeneren Ernährung intensiv mit der Bedeutung des Geschmacks auseinandergesetzt. Dabei habe ich erkannt, dass geschmackvolle Mahlzeiten nicht nur befriedigender sind, sondern auch dazu beitragen, dass eine Diät langfristig durchgehalten werden kann.

Der Geschmack spielt eine entscheidende Rolle dabei, wie wir unsere Mahlzeiten wahrnehmen. Wenn wir uns von schmackhaften Speisen ernähren, fühlen wir uns satter und zufriedener. Dies wiederum reduziert das Verlangen nach übermäßigem Essen und mindert das Risiko von Heißhungerattacken.

In diesem Abschnitt des Buches werde ich Dir zeigen, wie wir den Geschmack als Verbündeten in unserer Diät nutzen können. Von **kreativen Gewürzkombinationen** über die Bedeutung von **Texturen** bis hin zu **raffinierten Aromen** – ich möchte Dich inspirieren, den Geschmack zu einem treuen Begleiter auf deinem Weg zu einer gesünderen Lebensweise zu machen.

Lass uns gemeinsam die kulinarische Seite der Diät erkunden und dabei entdecken, wie wir mit Geschmack nicht nur Gewicht verlieren, sondern auch ein echtes Genusserlebnis schaffen können.

Viel Freude beim Erforschen der Geschmackswelten!

II. GRUNDLAGEN DER DIÄT MIT KLEINEN PORTIONEN

Als ich mich auf die Reise zu einer bewussteren Ernährung begab, stieß ich auf einen fundamentalen Aspekt, der meine Perspektive veränderte:
die Bedeutung kleiner Portionen.

Die Grundlagen dieser Ernährungsphilosophie haben nicht nur mein Gewichtsmanagement beeinflusst, sondern auch meine Wahrnehmung von Essen grundlegend verändert.

Kleine Portionen ermöglichen es mir, meine Mahlzeiten bewusster zu gestalten. Statt mich von großen Portionen blenden zu lassen, kann ich nun gezielt auf die Bedürfnisse meines Körpers eingehen. Dies bedeutet nicht Verzicht, sondern eine bewusste Entscheidung für eine ausgewogene Ernährung.

Ein entscheidender Vorteil kleiner Portionen liegt in der positiven Beeinflussung des Stoffwechsels. Durch regelmäßige, moderate Mahlzeiten wird der Stoffwechsel aktiviert, was nicht nur die Fettverbrennung fördert, sondern auch dazu beiträgt, den Blutzuckerspiegel stabil zu halten.

In diesem Abschnitt werde ich mit Dir teilen, welche Vorteile kleine Portionen mit sich bringen, wie sie den Stoffwechsel beeinflussen und welche praktischen Tipps Dir helfen, diese Ernährungsweise erfolgreich in Deinen Alltag zu integrieren.

Lass uns zusammen die Grundlagen erkunden und die Weichen für eine gesunde, genussvolle Ernährung stellen.

A. Die Vorteile von kleinen Portionen

Kleine Portionen haben sich für mich als Schlüssel zu einer ausgewogenen und gesunden Ernährung erwiesen. Die Vorteile dieser Praxis erstrecken sich über mehr als nur die Kontrolle des Gewichts – sie beeinflussen mein gesamtes Wohlbefinden positiv.

Ein entscheidender Vorteil liegt in der besseren Kontrolle über die Kalorienaufnahme. Durch kleinere Portionen behalte ich den Überblick über meine tägliche Energiezufuhr, was mir hilft, mein Gewicht zu managen und gesunde Essgewohnheiten zu entwickeln. Dies ist besonders wichtig, wenn man, wie ich, nach einer   nachhaltigen und langfristigen Lösung sucht.

Darüber hinaus unterstützen kleine Portionen die Verdauung. Durch regelmäßiges Essen in moderaten Mengen wird der Stoffwechsel aktiviert, was nicht nur die Fettverbrennung fördert, sondern auch dazu beiträgt, den Blutzuckerspiegel stabil zu halten. Dies wiederum sorgt für einen konstanten Energiepegel und beugt Heißhungerattacken vor.

Ein weiterer Pluspunkt ist die Sensibilisierung für den eigenen Hunger. Kleine Portionen erlauben es mir, bewusster auf die Signale meines Körpers zu hören. Ich lerne, echten Hunger von emotionalen Essensimpulsen zu unterscheiden und entwickle ein tieferes Verständnis für meine individuellen Bedürfnisse.

In diesem Abschnitt des Buches werde ich gemeinsam mit euch tiefer in die Vorteile von kleinen Portionen eintauchen. Von der Gewichtskontrolle über die Förderung des Stoffwechsels bis hin zur Bewusstseinsbildung für den eigenen Hunger – lasst uns diese Vorteile gemeinsam erkunden und die Grundlagen für eine nachhaltige Ernährung legen.

Viel Freude beim Entdecken der positiven Effekte kleiner Portionen!

11

B. Wie kleine Portionen den Stoffwechsel beeinflussen

Ein bemerkenswerter Aspekt meiner Reise zu einer bewussteren Ernährung ist die faszinierende Wechselwirkung zwischen kleinen Portionen und meinem Stoffwechsel. Durch die bewusste Entscheidung, auf kleinere Mahlzeiten zu setzen, habe ich nicht nur meinen Speiseplan transformiert, sondern auch den Motor meines Körpers angekurbelt.

Kleine Portionen spielen eine entscheidende Rolle bei der Aktivierung meines Stoffwechsels. Regelmäßiges Essen in moderaten Mengen stellt sicher, dass mein Körper konstant mit Nährstoffen versorgt wird. Dies führt nicht nur zu einer effizienteren Verarbeitung von Energie, sondern unterstützt auch die Fettverbrennung.

Ein weiterer Einflussfaktor auf den Stoffwechsel ist die Vermeidung von Heißhungerphasen. Durch das regelmäßige Essen kleiner Portionen wird der Blutzuckerspiegel stabil gehalten, was Heißhungerattacken vorbeugt. Dieser stabile Blutzuckerspiegel ist entscheidend, um Energie gleichmäßig freizusetzen und Müdigkeit zu vermeiden.

Die bewusste Pflege meines Stoffwechsels hat sich nicht nur auf mein Gewichtsmanagement ausgewirkt, sondern auch auf mein allgemeines Wohlbefinden. Ein aktiver Stoffwechsel trägt dazu bei, dass ich mich energiegeladener fühle und meine körperlichen Prozesse optimal funktionieren.

In diesem Abschnitt des Buches möchte ich mit euch tiefer in die Mechanismen eintauchen, wie kleine Portionen den Stoffwechsel beeinflussen. Wir werden gemeinsam erforschen, wie diese bewusste Ernährungsweise dazu beitragen kann, den Stoffwechsel zu unterstützen und die Gesundheit zu fördern.

C. Praktische Tipps für die Umsetzung

Wenn es darum geht, die Theorie in die Praxis umzusetzen, habe ich auf meiner Reise zu einer bewussteren Ernährung einige praktische Tipps gesammelt, die mir geholfen haben, kleine Portionen mühelos in meinen Alltag zu integrieren.

Diese Ratschläge möchte ich gerne mit Dir teilen, in der Hoffnung, dass sie auch für Dich wertvolle Begleiter auf Deinem Weg zu einem gesünderen Lebensstil werden.

Meal-Prep als Schlüssel:

Die Vorbereitung von Mahlzeiten im Voraus erleichtert nicht nur den Alltag, sondern hilft auch, die Kontrolle über die Portionsgrößen zu behalten. Indem ich gesunde Snacks und Mahlzeiten vorbereite, bin ich weniger anfällig für spontanes Überessen oder ungesunde Entscheidungen.

Achtsames Essen praktizieren:

Nehmt euch bewusst Zeit für jede Mahlzeit. Durch langsames Essen und bewusstes Kauen kann der Körper die Signale des Sättigungsgefühls besser verarbeiten, und ihr seid weniger geneigt, über das Maß hinaus zu essen.

Portionsgrößen im Blick behalten:

Nutzt kleinere Teller und Schüsseln, um den visuellen Eindruck von größeren Portionen zu vermeiden. Dieser einfache Trick hilft, das Auge zu täuschen und die Menge auf dem Teller zu reduzieren.

Gesunde Snacks in Reichweite:

Stellt euch eine Auswahl an gesunden Snacks bereit, um Heißhungerattacken zu verhindern. Frisches Obst, Gemüsesticks oder Nüsse sind nicht nur nährstoffreich, sondern lassen sich auch leicht in kleinen Portionen genießen.

Flüssigkeitszufuhr nicht vergessen:
Oft wird Durst mit Hunger verwechselt. Achtet darauf, ausreichend **Wasser** zu trinken, insbesondere **vor den Mahlzeiten**. Das kann helfen, den Appetit zu zügeln und die Kontrolle über die Portionsgrößen zu verbessern.

Diese praktischen Tipps haben mir geholfen, kleine Portionen zu einem festen Bestandteil meines Alltags zu machen. Jeder Schritt in Richtung bewusster Ernährung ist ein Erfolg, und ich hoffe, dass auch Du mit diesen Ratschlägen die Umsetzung in Deinem eigenen Leben erleichtern kannst.

III.
GESCHMACKSEXPLOSI ONEN AUF DEM TELLER

Eines der aufregendsten Kapitel meiner Reise zu einer bewussteren Ernährung ist zweifelsohne die Entdeckung von Geschmacksexplosionen auf meinem Teller. Essen sollte nicht nur den Körper nähren, sondern auch die Sinne ansprechen und Freude bereiten.

In diesem Abschnitt des Buches möchte ich mit dir meine Leidenschaft für köstliche Aromen, raffinierte Gewürze und harmonische Texturen teilen.

Gewürze als Geheimwaffen:
Gewürze sind für mich der Schlüssel zu einer geschmacklichen Vielfalt, die jede Mahlzeit in ein kulinarisches Erlebnis verwandelt. Ob exotisch oder heimisch, die richtige Gewürzkombination verleiht jedem Gericht eine individuelle Note.

Kreative Aromenkombinationen:
Die Welt der Aromen ist unendlich vielfältig. Das Spiel mit süßen, salzigen, sauren und bitteren Aromen

eröffnet eine breite Palette an kulinarischen Möglichkeiten. Von fruchtigen Akzenten bis zu herzhaften Noten – kreative Aromenkombinationen machen das Essen zu einem Fest für den Gaumen.

Die Bedeutung von Texturen:

Essen ist nicht nur Geschmack, sondern auch Textur. Das Zusammenspiel von knusprig, cremig, zart und körnig schafft eine harmonische Komposition auf dem Teller. Die richtige Textur kann das Genusserlebnis entscheidend beeinflussen.

In diesem Abschnitt lade ich dich ein, mit mir in die Welt der Geschmacksexplosionen einzutauchen. Gemeinsam werden wir erkunden, wie Gewürze und Aromen den Gaumen verführen können und wie die richtige Textur den Genuss auf ein neues Level hebt.

Lasst uns gemeinsam kochen, probieren und experimentieren, um den Geschmack auf unseren Tellern zu zelebrieren. Die Kunst des Genießens steht im Mittelpunkt, und ich freue mich darauf, mit euch die kulinarische Reise zu unvergesslichen Geschmackserlebnissen anzutreten.

Viel Freude beim Entdecken der Geschmackswelten!

A. Gewürze und Kräuter
als Geheimwaffen

Gewürze und Kräuter sind für mich in der Küche wahre Alchemisten, die aus simplen Zutaten wahre Geschmacksexplosionen zaubern können.

Auf meiner persönlichen Reise zu einer bewussteren Ernährung habe ich gelernt, dass der Einsatz von Gewürzen und Kräutern nicht nur den Gaumen erfreut, sondern auch eine Vielzahl von gesundheitlichen Vorteilen mit sich bringt.

Gewürze als Geschmackskünstler:

In meinen Kochexperimenten habe ich entdeckt, dass Gewürze wahre Meister der Geschmacksverwandlung sind. Ein Hauch von **Paprika** kann einem Gericht eine angenehme Schärfe verleihen, während **Kurkuma** nicht nur für eine goldene Farbe sorgt, sondern auch mit gesundheitsfördernden Eigenschaften punktet.

Kräuter für Frische und Würze:

Frische Kräuter haben für mich den Charakter von grünen Wundermitteln. Ein Strauß **Basilikum** in der Pasta, **Dill** im Fischgericht oder **Petersilie** als universeller Begleiter – sie bringen nicht nur Frische in die Küche, sondern auch eine Vielfalt von Aromen, die jedes Gericht aufwerten.

Exotische Gewürze als kulinarische Abenteuer:

Der Blick über den Tellerrand führte mich zu exotischen Gewürzen, die meine Geschmackspalette erweitert haben. Von der süßen Wärme des **Zimts** bis zur floralen Note des **Korianders** – exotische Gewürze machen das Kochen zu einem kulinarischen Abenteuer und inspirieren zu neuen, aufregenden Gerichten.

In diesem Abschnitt meines Buches möchte ich mit euch in die faszinierende Welt der Gewürze und Kräuter eintauchen.

Gemeinsam werden wir erkunden, wie sie nicht nur den Geschmack unserer Mahlzeiten intensivieren, sondern auch unsere kreative Seite in der Küche entfesseln können. Lasst uns gemeinsam mit Gewürzen und Kräutern die Magie des Kochens entdecken und unsere eigenen kulinarischen Meisterwerke schaffen.

Viel Freude beim Würzen und Experimentieren!

B. Kreative Aromenkombinationen

Die Welt der Aromen ist für mich wie eine bunte Palette, auf der ich als Küchenkünstler meine eigenen Meisterwerke schaffe. Kreative Aromenkombinationen sind für mich der Schlüssel, um aus alltäglichen Mahlzeiten kulinarische Erlebnisse zu machen. Auf meiner Reise zu einer bewussteren Ernährung habe ich die Freude am Experimentieren mit verschiedenen Aromen entdeckt und möchte nun meine Leidenschaft für kreative Geschmackskompositionen mit euch teilen.

Süß trifft auf Herzhaft:
Die Kombination von süßen und herzhaften Aromen eröffnet eine Welt geschmacklicher Kontraste. Ein Hauch **Honig** in einer würzigen Marinade oder ein Stück karamellisierter Obstbelag auf herzhaftem Brot – diese ungewöhnlichen Paarungen können eine wahre Gaumenfreude sein.

Fruchtige Frische mit Kräutern:
Die Frische von fruchtigen Aromen harmoniert wunderbar mit der Würze von Kräutern. **Erdbeeren mit Balsamico und Basilikum** oder **Wassermelone mit Minze** – solche kreativen Kombinationen verleihen nicht nur erfrischende Noten, sondern beleben auch den Gaumen.

Würzige Exotik:
Exotische Gewürze gepaart mit erdigen Aromen können eine Geschmacksexplosion hervorrufen. Eine Prise **Zimt in einem Currygericht** oder **Koriander in Verbindung mit Ingwer** – diese kreativen Kombinationen verleihen den Gerichten eine besondere Tiefe und Intensität.

In diesem Abschnitt meines Buches möchte ich euch dazu inspirieren, kreativ mit Aromen zu spielen und eure eigenen einzigartigen Geschmackskreationen zu entdecken. Lasst uns gemeinsam neue Wege finden, wie kreative Aromenkombinationen unsere kulinarischen Horizonte erweitern können.

Viel Freude beim Entdecken der vielfältigen Welt der Aromen!

C. Die Bedeutung von Texturen für den Geschmack

Für mich ist die Welt des Geschmacks nicht nur von Aromen und Gewürzen geprägt, sondern auch von den vielfältigen Texturen, die jede Mahlzeit einzigartig machen. Auf meiner kulinarischen Reise zu einer bewussteren Ernährung habe ich gelernt, dass die richtige Kombination von Texturen den Genuss eines Gerichts maßgeblich beeinflusst und den Geschmack zu einem multisensorischen Erlebnis macht.

Knusprig trifft auf Zart:
Die Kombination von knusprigen und zarten Texturen schafft einen faszinierenden Kontrast. Ein knuspriger Rand an einem saftigen Braten oder knusprige Nüsse in einem cremigen Dessert verleihen nicht nur ein interessantes Mundgefühl, sondern intensivieren auch das Geschmackserlebnis.

Cremig und körnig im Einklang:
Die harmonische Verbindung von cremigen und körnigen Texturen kann einen ausgewogenen Genuss schaffen. Joghurt mit **Granola** oder eine samtige Suppe mit knusprigen **Croutons** – solche Kombinationen bieten nicht nur geschmackliche Vielfalt, sondern auch ein abwechslungsreiches Mundgefühl.

Saftig und Trocken für Kontrast:
Der richtige Kontrast zwischen saftigen und trockenen Texturen kann den Genuss eines Gerichts intensivieren. Ein saftiges Stück Fleisch mit einer knusprigen Kruste oder ein saftiger Fruchtsalat mit einer Prise knuspriger **Kokosraspeln** schaffen eine ausgewogene Geschmacksbalance.

Mit diesen Tipps wirst du entdecken, wie verschiedene

Mundgefühle das kulinarische Erlebnis bereichern und wie die richtige Textur einen einfachen Bissen in ein sinnliches Vergnügen verwandeln kann.

Viel Freude beim Experimentieren mit Texturen!

IV. REZEPTE FÜR KULINARISCHEN GENUSS

Es ist mir eine Freude, euch in den vierten Abschnitt meines Buches zu begrüßen – ein Abschnitt, der voller köstlicher Inspirationen und kulinarischer Genüsse steckt.
Nachdem wir gemeinsam die Grundlagen der Diät mit kleinen Portionen, die Bedeutung des Geschmacks und die faszinierende Welt von Gewürzen, Kräutern sowie kreativen Aromenkombinationen erkundet haben, ist es nun an der Zeit, die Theorie in die Praxis umzusetzen.

In diesem Abschnitt teile ich mit euch eine Auswahl meiner persönlichen Lieblingsrezepte, die nicht nur auf die Prinzipien der kleinen Portionen setzen, sondern auch mit Aromen und Texturen spielen, um einen wahrhaftigen kulinarischen Genuss zu schaffen.

Jedes Rezept wurde mit Liebe und Leidenschaft entwickelt, um euch zu inspirieren und euch auf eine geschmackliche Reise mitzunehmen.

Die Rezepte sind vielfältig, von herzhaft bis süß, von einfach bis anspruchsvoll – doch alle haben eins gemeinsam: den Fokus auf Genuss ohne Verzicht.

Lasst euch von den köstlichen Kombinationen überraschen und ermutigt euch selbst, die Rezepte nach eurem Geschmack anzupassen und zu variieren.

Ich hoffe, diese Sammlung bringt Abwechslung und Freude auf eure Teller und bietet eine gesunde, diätische Küche.

Gemeinsam werden wir den Weg zu einem gesunden und genussvollen Lebensstil weitergehen – voller kulinarischer Höhepunkte und sinnlicher Freuden und ein paar Kilo weniger ohne zu hungern.

Viel Spaß beim Ausprobieren!

A. FRÜHSTÜCKSIDEEN FÜR EINEN ENERGIEREICHEN START

Ein kraftvolles Frühstück ist für mich der Schlüssel zu einem energiereichen Start in den Tag.

Ich teile mit dir einige meiner Lieblingsfrühstücksideen, die nicht nur nährstoffreich sind, sondern auch den Geschmackssinn wecken und die Energie für den Tag liefern.

Haferflocken-Bananen-Power-Bowl:

Ein Mix aus zarten Haferflocken, frischen Bananenscheiben, einem Löffel griechischem Joghurt und einer Handvoll Nüssen. Mit einem Hauch Honig verfeinert, bietet diese Power-Bowl eine ausgewogene Mischung aus Kohlenhydraten, Proteinen und gesunden Fetten.

Avocado-Rührei-Sandwich:

Auf einer Scheibe Vollkornbrot ruht eine Schicht cremiges Avocado-Püree, getoppt von einem Rührei mit frischen Kräutern. Ein schnelles, herzhaftes Frühstück, das nicht nur köstlich ist, sondern auch reich an gesunden Fetten und Eiweiß.

Beeren-Müsli-Parfait:

Schichten von knusprigem Müsli, griechischem Joghurt und frischen Beeren ergeben ein farbenfrohes Parfait. Mit einem Spritzer Honig und einer Prise Chiasamen versehen, liefert diese Frühstücksidee nicht nur eine Fülle an Antioxidantien, sondern auch die benötigte Portion Energie.

Quinoa-Pfannkuchen mit Obstsalat:

Quinoa verleiht Pfannkuchen eine nahrhafte Note. Begleitet von einem frischen Obstsalat und einem Klecks griechischem Joghurt wird dieses Frühstück zu einer glutenfreien und proteinreichen Option, die den Tag energiegeladen beginnen lässt.

Meine Frühstücksideen sind nicht nur schmackhaft, sondern bieten auch die richtige Balance an Nährstoffen, um dich gestärkt in den Tag zu schicken. Experimentiert mit den Zutaten, passe die Rezepte an deine Vorlieben an und starte mit einem Lächeln in einen energiereichen Morgen.

Einen dynamischen Start in den Tag!

B. LEICHTE MITTAGS- UND ABENDESSEN

Wenn es um Mittag- und Abendessen geht, bevorzuge ich Gerichte, die nicht nur leicht und bekömmlich sind, sondern auch meinen Körper mit den notwendigen Nährstoffen versorgen.

Hier teile ich einige meiner persönlichen Favoriten für leichte Mahlzeiten, die sowohl den Gaumen als auch den Magen erfreuen.

Gegrilltes Hühnchen mit Quinoa und Gemüse:

Mageres, gegrilltes Hühnchen kombiniert mit proteinreichem Quinoa und einer bunten Mischung aus gedünstetem Gemüse.
Mit frischen Kräutern gewürzt, ist dieses Gericht nicht nur leicht verdaulich, sondern auch eine wahre Wohltat für den Geschmackssinn.

Linsensalat mit Avocado und Feta:

Ein erfrischender Linsensalat, angereichert mit cremiger Avocado und herzhaftem Feta. Die Kombination von Hülsenfrüchten und gesunden Fetten macht dieses Gericht zu einer sättigenden, aber dennoch leichten Wahl für Mittag oder Abend.

Gebratener Tofu mit Gemüse-Nudeln:

Saftiger Tofu, in einer würzigen Marinade gebraten, serviert mit Gemüse-Nudeln. Diese vegetarische Option ist nicht nur leicht zuzubereiten, sondern auch eine ausgezeichnete Quelle für pflanzliches Eiweiß und Ballaststoffe.

Gefüllte Paprika mit Quinoa und Gemüse:

Paprikahälften, gefüllt mit einer Mischung aus Quinoa, Gemüse und Gewürzen, im Ofen gebacken, bis sie zart sind. Diese leichte Mahlzeit vereint Geschmack und Nährstoffe und ist dabei besonders schonend für den Magen.

Diese leichten Mittags- und Abendessen sind Teil meiner Bestrebungen, ausgewogen und bewusst zu essen, ohne auf den Genuss zu verzichten. Probiert die Rezepte aus, lasst euch von den Aromen überraschen und genießt Mahlzeiten, die nicht nur eurem Körper, sondern auch eurem Geschmackssinn guttun.

Eine genussvolle Auszeit beim Essen!

C. SNACKS FÜR ZWISCHENDURCH

Zwischen den Hauptmahlzeiten liebe ich es, kleine, nahrhafte Snacks zu genießen, die nicht nur den Hunger stillen, sondern auch Energie liefern.

Hier teile ich einige meiner bevorzugten Snackideen, die sich perfekt für den kleinen Genuss zwischendurch eignen.

Knuspriges Hummus mit Gemüsesticks:

Frische Gemüsesticks wie Karotten, Gurken und Paprika, begleitet von cremigem Hummus, sind nicht nur eine geschmackvolle, sondern auch eine vitaminreiche Snackoption.

Die Kombination aus knusprigem Gemüse und der herzhaften Creme des Hummus ist einfach unschlagbar.

Joghurt mit Beeren und Mandeln:

Naturjoghurt mit frischen Beeren und einer Handvoll Mandeln ist ein erfrischender Snack, der eine ideale Balance aus Eiweiß, gesunden Fetten und Antioxidantien bietet. Dieser Snack ist nicht nur leicht, sondern auch äußerst bekömmlich.

Quinoa-Energiebällchen:

Selbstgemachte Energiebällchen aus Quinoa, Nüssen, getrockneten Früchten und ein Hauch Honig sind der perfekte Snack für einen Energieschub. Kompakt und reich an Nährstoffen, sind sie ideal für unterwegs oder als kleiner Genuss in der Mitte des Tages.

Geröstete Kichererbsen
mit Gewürzen:

Kichererbsen, mit Gewürzen verfeinert und im Ofen geröstet, sind nicht nur knusprig, sondern auch proteinreich. Diese herzhaften Snacks sind eine großartige Alternative zu fettigen Chips und bieten eine Menge Geschmack, ohne schwer im Magen zu liegen.

Diese Snackideen für Zwischendurch sind Teil meiner bewussten Ernährung, die den Fokus auf leichte und dennoch nahrhafte Optionen legt. Experimentiert mit den Zutaten, passe die Snacks an deine persönlichen Vorlieben an und genieße diese kleinen Leckereien, die nicht nur den Hunger stillen, sondern auch deinen Gaumen erfreuen.

Eine genussvolle Pause zwischendurch!

D. VERFÜHRERISCHE DESSERTS OHNE REUE

Wenn es um süße Versuchungen geht, bin ich stets auf der Suche nach Desserts, die nicht nur köstlich sind, sondern auch ohne schlechtes Gewissen genossen werden können. In diesem Abschnitt teile ich einige meiner Lieblingsrezepte für verführerische Desserts ohne Reue – eine süße Verwöhnung, die Körper und Seele gleichermaßen glücklich macht.

Chia-Samen-Pudding mit frischen Früchten:

Ein cremiger Chia-Samen-Pudding, gesüßt mit einem Hauch Ahornsirup und getoppt mit einer Fülle frischer Beeren. Dieses Dessert ist nicht nur eine Wohltat für den Gaumen, sondern auch eine reichhaltige Quelle von Omega-3-Fettsäuren und Antioxidantien.

Gefrorene Joghurt-Bananenbites:

Bananenscheiben, in griechischem Joghurt getaucht und dann eingefroren, ergeben ein erfrischendes und dennoch cremiges Dessert. Mit einem Überzug aus geschmolzener dunkler Schokolade werden diese Bites zu einer süßen Verführung, die gleichzeitig leicht und bekömmlich ist.

Avocado-Schokoladen-Mousse:

Eine reichhaltige Schokoladenmousse, bei der Avocado die Basis bildet. Mit Kakao, etwas Honig und einer Prise Meersalz verfeinert, entsteht ein seidiges Dessert, das nicht nur den süßen Zahn befriedigt, sondern auch gesunde Fette liefert.

Proteinreicher Früchtejoghurt mit Nüssen:

Ein proteinreicher Joghurt, kombiniert mit frischen Früchten und einer Handvoll Nüssen, bietet nicht nur eine süße Belohnung, sondern auch eine ausgewogene Mischung von Nährstoffen. Dieses Dessert eignet sich perfekt als leichter Nachtisch nach einer Mahlzeit.

Diese verführerischen Desserts ohne Reue sind meine Antwort auf die Sehnsucht nach Süßem, ohne auf einen bewussten Lebensstil zu verzichten. Genieße sie nach Herzenslust, ohne dir Sorgen um deine Figur machen zu müssen.

Jedes Dessert ist eine Einladung, sich zu verwöhnen und dabei die köstlichen Seiten des Lebens zu zelebrieren.

Süße Genussmomente ohne Reue!

V. PRAKTISCHE UMSETZUNG IM ALLTAG

Wenn es darum geht, eine bewusste Ernährung in den Alltag zu integrieren, verstehe ich nur allzu gut, wie herausfordernd das sein kann.

In diesem Abschnitt teile ich meine persönlichen Erfahrungen und praktischen Tipps, wie die Prinzipien der kleinen Portionen, des bewussten Essens und der gesunden Genüsse mühelos in den Alltag eingebunden werden können.

Meal-Prep für die Woche:

Die Vorbereitung von Mahlzeiten im Voraus hat sich als unschätzbarer Helfer erwiesen. Durch das Planen und Zubereiten von gesunden Speisen für die Woche spare ich nicht nur Zeit, sondern habe auch die Kontrolle über Portionsgrößen und Inhaltsstoffe.

Achtsames Essen im hektischen Alltag:

Inmitten eines hektischen Alltags finde ich Momente der Achtsamkeit beim Essen besonders wichtig. Auch wenn es nur ein paar Minuten sind, versuche ich bewusst zu essen, mich auf die Aromen zu konzentrieren und das Sättigungsgefühl zu spüren.

Kleine Portionen clever servieren:

Durch die Verwendung kleinerer Teller und Schüsseln täusche ich meinem Gehirn vor, größere Portionen zu essen. Dieser einfache Trick hilft dabei, die Portionsgrößen im Blick zu behalten und trotzdem den vollen Genuss zu erleben.

Gesunde Snacks griffbereit halten:

Indem ich gesunde Snacks wie geschnittenes Gemüse, Nüsse oder frisches Obst griffbereit halte, minimiere ich die Versuchung, zu ungesunden Optionen zu greifen. Die Auswahl an gesunden Snacks unterstützt mich dabei, den Tag über ausgewogen und energiegeladen zu bleiben.

Genuss ohne Verzicht:

Eine bewusste Ernährung bedeutet für mich nicht Verzicht, sondern die bewusste Auswahl von hochwertigen Zutaten und die Freude an geschmacklichen Entdeckungen. Ich gönne mir bewusst kleine Leckereien, um den Genuss nicht aus den Augen zu verlieren.

Die praktische Umsetzung im Alltag erfordert sicherlich Anpassungen, aber mit kleinen Schritten und einer positiven Einstellung kann eine bewusste Ernährung zu einer nachhaltigen Gewohnheit werden.

Jeder Tag bietet neue Gelegenheiten, bewusst zu essen und das eigene Wohlbefinden zu fördern.

Lass uns gemeinsam die Prinzipien der bewussten Ernährung im Alltag verankern und Schritt für Schritt zu einem gesünderen Lebensstil finden.

A. Einkaufstipps für die richtigen Zutaten

Beim Einkaufen von Lebensmitteln lege ich großen Wert darauf, Zutaten von höchster Qualität auszuwählen, die nicht nur den Geschmack meiner Gerichte verbessern, sondern auch zu einem gesunden Lebensstil beitragen. Hier sind einige meiner persönlichen Einkaufstipps, um die richtigen Zutaten für eine bewusste und genussvolle Küche zu finden:

Frisches Obst und Gemüse:

Mein erster Halt im Supermarkt gilt stets dem Obst- und Gemüsebereich. Ich wähle saisonale Produkte aus, die nicht nur frisch und geschmacksintensiv sind, sondern auch eine Fülle von Nährstoffen bieten. Bunte Vielfalt auf dem Teller ist mein Motto.

Hochwertige Proteine:

Bei der Auswahl von Proteinen, sei es Fleisch, Fisch oder pflanzliche Alternativen, lege ich Wert auf Qualität. Ich bevorzuge nachhaltig erzeugte, frei laufende oder bio-zertifizierte Optionen, die nicht nur geschmacklich überzeugen, sondern auch ethischen Standards entsprechen.

Vollkornprodukte und gesunde Kohlenhydrate:

Vollkornprodukte sind fester Bestandteil meines Einkaufs. Von Vollkornnudeln über Quinoa bis zu Haferflocken – diese Optionen liefern nicht nur langanhaltende Energie, sondern sind auch reich an Ballaststoffen und wichtigen Nährstoffen.

Gesunde Fette:

Beim Kauf von Ölen, Nüssen und Samen wähle ich hochwertige Varianten wie Olivenöl extra, vergine, ungesalzene Nüsse und Chiasamen. Diese liefern nicht nur gesunde Fette, sondern bereichern auch meine Gerichte mit Geschmack und Textur.

Minimale Verarbeitung und Zusatzstoffe:

Ich lese die Etiketten sorgfältig und versuche Produkte mit minimaler Verarbeitung und wenigen Zusatzstoffen zu wählen. Frische, natürliche Zutaten sind für mich der Schlüssel zu einer ausgewogenen Ernährung.

Gewürze und Kräuter:

Meine Gewürzsammlung ist vielfältig, und ich liebe es, sie regelmäßig zu erweitern. Durch die Verwendung von hochwertigen Gewürzen und frischen Kräutern verleihe ich meinen Gerichten nicht nur Geschmack, sondern auch gesundheitsfördernde Eigenschaften.

Mit diesen Einkaufstipps versuche ich, meine Küche mit Zutaten zu füllen, die nicht nur den Genuss steigern, sondern auch einen positiven Beitrag zu meiner Gesundheit garantieren, dass ich schlank werde und bleibe und mein Wohlbefinden steigere.

Der bewusste Einkauf ist für mich der erste Schritt zu einer leckeren und gesunden Mahlzeit.

Guten Einkauf und viel Freude beim Zubereiten!

B. Kochvorbereitung und Meal-Prep

Die Kunst des Kochens beginnt für mich nicht erst in der Küche, sondern bereits bei der sorgfältigen Planung und Vorbereitung der Mahlzeiten. Kochvorbereitung und Meal-Prep sind für mich essentielle Schritte, um eine bewusste Ernährung im hektischen Alltag zu integrieren und dennoch den vollen Genuss zu erleben.

Wochenplanung für Vielfalt:

Zu Beginn jeder Woche erstelle ich einen groben Essensplan. Dabei strebe ich eine ausgewogene Mischung aus Proteinen, gesunden Kohlenhydraten und frischem Gemüse an. Dies hilft nicht nur dabei, den Einkauf gezielt zu gestalten, sondern sorgt auch für kulinarische Abwechslung.

Einkauf mit System:

Der geplante Einkauf ist der Grundstein für eine erfolgreiche Kochvorbereitung. Ich besorge mir frische Zutaten, saisonales Obst und Gemüse sowie hochwertige Proteine. Durch einen strukturierten Einkauf vermeide ich Impulskäufe und habe stets die richtigen Zutaten zur Hand.

Zeit sparen mit vorbereiteten Zutaten:

Nach dem Einkauf widme ich mich der Vorbereitung von Gemüse, dem Marinieren von Fleisch oder dem Kochen von Reis. Diese vorbereiteten Zutaten bewahre ich in luftdichten Behältern im Kühlschrank auf. So kann ich während der Woche auf bereits vorbereitete Komponenten zurückgreifen und spare gleichzeitig Zeit in der Küche.

Mahlzeiten portionieren:

Das Portionieren der Mahlzeiten in Einzelportionen

ist ein entscheidender Schritt beim Meal-Prep. So habe ich stets die Kontrolle über die Portionsgrößen und verhindere übermäßiges Essen. Die vorportionierten Mahlzeiten sind nicht nur praktisch, sondern erleichtern auch das Erreichen meiner ernährungsbewussten Ziele.

Kreative Resteverwertung:

Bei der Kochvorbereitung nutze ich auch die Gelegenheit, Reste kreativ weiterzuverarbeiten. Aus übrig gebliebenen Gemüse entstehen zum Beispiel bunte Salate oder füllende Suppen. Das Minimieren von Lebensmittelverschwendung ist mir dabei ein wichtiges Anliegen.

Durch die bewusste Kochvorbereitung und das praktische Meal-Prep gelingt es mir, auch in hektischen Zeiten gesunde und schmackhafte Mahlzeiten zu genießen. Diese Vorbereitung gibt mir nicht nur Kontrolle über meine Ernährung, sondern schafft auch Raum für mehr Genuss und ausgewogene Mahlzeiten im Alltag.

Viel Spaß beim Vorbereiten!

C. Genussvoll Auswärts essen:
Tipps für Restaurants und Events

Das Auswärtsessen in Restaurants oder bei Events ist für mich nicht nur eine kulinarische Erfahrung, sondern auch eine Gelegenheit, bewusst zu genießen. Hier teile ich einige meiner persönlichen Tipps, wie ich auch außerhalb meiner eigenen Küche eine ausgewogene und genussvolle Ernährung beibehalte:

Vorausschauende Restaurantauswahl:

Bevor ich mich für ein Restaurant entscheide, werfe ich einen Blick auf die Speisekarte online. Dies hilft mir, Restaurants zu wählen, die eine Auswahl an gesunden und ausgewogenen Gerichten bieten. Ein ausgewogener Mix aus Proteinen, Gemüse und gesunden Kohlenhydraten ist mir dabei besonders wichtig.

Anpassung von Gerichten:

In den meisten Restaurants scheut das Küchenpersonal nicht davor zurück, Gerichte nach den individuellen Wünschen der Gäste anzupassen. Ich zögere nicht, nach leichteren Zubereitungsarten, weniger Öl oder der Möglichkeit von Gemüsebeilagen anstelle von Pommes zu fragen.

Bewusstes Bestellen:

Beim Bestellen versuche ich, bewusste Entscheidungen zu treffen. Das schließt die Vermeidung von zu vielen frittierten Speisen oder stark zuckerhaltigen Getränken mit ein. Ich wähle oft Gerichte, die durch verschiedene Zubereitungsarten wie Grillen oder Dampfgaren gekennzeichnet sind.

Teilen ist eine Option:

Gerade bei üppigen Portionen scheue ich mich nicht davor, ein Gericht mit meiner Begleitung zu teilen. Das ermöglicht nicht nur, mehrere Geschmacksrichtungen zu probieren, sondern hilft auch, die Portionsgröße zu kontrollieren.

Blick auf die Vorspeisen:

Oft entdecke ich in der Rubrik der Vorspeisen leichte und interessante Optionen. Das Bestellen von Vorspeisen als Hauptgericht ist eine clevere Möglichkeit, den Gaumen zu verwöhnen, ohne sich dabei zu überladen.

Genussvoll und ohne Eile:

Ich versuche, meine Mahlzeiten in Restaurants bewusst und ohne Eile zu genießen. Das ermöglicht nicht nur eine bessere Kontrolle über das Sättigungsgefühl, sondern steigert auch den Genuss jeder einzelnen Gabel.

Diese Tipps helfen mir, auch außerhalb meiner eigenen Küche eine bewusste und genussvolle Ernährung beizubehalten. Denn Auswärtsessen soll nicht nur schmecken, sondern auch Teil eines gesunden und ausgewogenen Lebensstils sein.

Viel Freude beim Genießen in Restaurants und bei Events!

VI. MOTIVATION UND DURCHHALTEVERMÖGEN

Der Weg zu einer bewussteren Ernährung und einem gesunden Lebensstil ist nicht immer einfach. Im Abschnitt über Motivation und Durchhaltevermögen möchte ich meine eigenen Erfahrungen und Strategien teilen, die mir geholfen haben, auf diesem Weg voranzukommen.

Kleine Ziele setzen:

Statt mich von großen Zielen überwältigen zu lassen, setze ich mir **kleine, erreichbare Etappenziele**. Diese kleinen Erfolge motivieren mich und schaffen das Vertrauen, dass auch größere Ziele möglich sind.

Erfolge feiern:

Jeder Fortschritt, sei er noch so klein, wird von mir gefeiert. Ob es nun das Erreichen eines Gewichtsziels, das Beibehalten von gesunden Essgewohnheiten oder das Erkunden neuer Rezepte ist – Erfolge verdienen Anerkennung.

Variation und Neugierde:

Die Vielfalt in meiner Ernährung zu bewahren, hält die Neugierde am Leben. Neue Rezepte auszuprobieren und mich kulinarisch zu inspirieren, macht den Weg zu einem bewussteren Essen spannend und abwechslungsreich.

Selbstfürsorge:

Bei allem Streben nach Veränderung vergesse ich nicht, mich selbst zu schätzen und gut für mich zu sorgen. Pausen einzulegen, Zeit für Entspannung zu finden und mich mit Dingen zu belohnen, die mir Freude bereiten, sind essentielle Bestandteile meiner Motivationsstrategie.

Unterstützung suchen:

Das Teilen meiner Ziele und Fortschritte mit Freunden oder der Familie schafft nicht nur Verbindlichkeit, sondern auch eine unterstützende Gemeinschaft. Gemeinsam motivieren wir uns gegenseitig und teilen die Freude am Fortschritt.

Reflexion und Anpassung:

Regelmäßige Reflexion über meine Ziele und Fortschritte ermöglicht es mir, meinen Weg zu überdenken und gegebenenfalls anzupassen. Flexibilität ist wichtig, und ich erkenne an, dass der Weg zu einem gesunden Lebensstil nicht geradlinig verläuft.

Langfristige Perspektive:

Den Blick auf die langfristigen Vorteile einer bewussteren Ernährung zu richten, hilft mir, auch in herausfordernden Momenten durchzuhalten. Ein gesunder Lebensstil ist eine Investition in meine langfristige Gesundheit und mein Wohlbefinden.

Motivation und Durchhaltevermögen sind

Schlüsselkomponenten auf dem Weg zu einer nachhaltigen Veränderung. Mit einer positiven Einstellung und der Bereitschaft, sich selbst zu unterstützen, schaffe ich es, meine Ernährungsgewohnheiten kontinuierlich zu verbessern.

Gemeinsam auf dem Weg zu einem bewussteren und gesünderen Lebensstil!

A. Psychologische Aspekte einer erfolgreichen Diät

Auf meinem Weg zu einer erfolgreichen Diät habe ich gelernt, dass die psychologischen Aspekte genauso entscheidend sind wie die Ernährung selbst. Die Verbindung zwischen Geist und Körper spielt eine bedeutende Rolle, und hier teile ich einige meiner Erkenntnisse zu den psychologischen Aspekten einer erfolgreichen Diät:

Selbstakzeptanz und Positives Denken:

Der erste Schritt zu einer erfolgreichen Diät begann für mich mit der Akzeptanz meines aktuellen Zustands. Positives Denken und die Anerkennung kleiner Fortschritte ermöglichten mir, motiviert zu bleiben und den Fokus auf meine Ziele zu richten.

Realistische Ziele setzen:

Statt unrealistischer Ideale nachzujagen, setzte ich mir erreichbare Ziele. Realistische Schritte halfen mir, einen nachhaltigen Weg zu wählen und förderten mein Selbstvertrauen, was wiederum die Motivation stärkt.

Emotionales Essen verstehen:

Ich beschäftigte mich intensiv mit meinen Essgewohnheiten und reflektiere über emotionales Essen. Das Erkennen von Triggern und der Umgang mit Emotionen waren zentrale Elemente, um mein Essverhalten bewusst zu steuern und nicht als Ventil für emotionale Belastungen zu nutzen.

Bewusstes Essen praktizieren:

Der Fokus auf bewusstes Essen ermöglicht es mir, den Geschmack, die Textur und den Nährwert meiner

Mahlzeiten vollständig zu genießen. Langsam zu essen und den Körper auf Sättigung zu achten, fördert ein besseres Verständnis für die eigenen Bedürfnisse.

Selbstkontrolle und Versuchungen:

Selbstkontrolle war eine ständige Herausforderung, besonders wenn Versuchungen auftauchten. Strategien wie das Vorhandensein gesunder Snacks und das bewusste Planen von Ausnahmen halfen mir dabei, meine Ziele zu erreichen, ohne mich eingeschränkt zu fühlen.

Unterstützung suchen:

Die Unterstützung von Freunden oder Familie war eine wertvolle Ressource. Der Austausch von Erfahrungen, das Teilen von Herausforderungen und die Ermutigung durch andere spielten eine entscheidende Rolle auf dem Weg zur erfolgreichen Diät.

Geduld und Selbstfürsorge:

Geduld ist für mich ein Schlüsselwort. Erfolgreiche Diäten erfordern Zeit und Kontinuität. Während des Prozesses praktizierte ich auch Selbstfürsorge, indem ich mir erlaubte, Fehler zu machen und mich ohne Schuldgefühle wieder auf den richtigen Weg zu bringen.

Die psychologischen Aspekte einer erfolgreichen Diät sind für mich genauso wichtig wie die Ernährung selbst. Ein bewusster und achtsamer Umgang mit meinem Geist unterstützt mich dabei, eine ausgewogene Beziehung zu Essen zu entwickeln und meine Gesundheitsziele nachhaltig zu verfolgen.

Mit mentaler Stärke und Selbstliebe auf dem Weg zu einer erfolgreichen Diät!

B. Inspiration

Auf meinem Weg zu einer gesunden Lebensweise hat die Suche nach Inspiration eine zentrale Rolle gespielt. Inspirierende Quellen haben nicht nur meinen Blick auf Ernährung, Bewegung und Wohlbefinden erweitert, sondern auch dazu beigetragen, meine Motivation aufrechtzuerhalten.

Ich zeige Dir einige der inspirierenden Elemente, die mir auf meinem Weg begegnet sind:

Kochbücher und Rezeptinspiration:
>>> https://evaprasch.com/

Das Stöbern in Kochbüchern und das Entdecken neuer Rezepte brachten frischen Wind in meine Küche. Inspirierende Kochideen ermöglichten es mir, gesunde Mahlzeiten kreativ und genussvoll zuzubereiten, was die Freude am Essen steigert.

Natur und Bewegung:

Die Schönheit der Natur und körperliche Aktivität waren für mich unschätzbare Quellen der Inspiration. Ein Spaziergang im Grünen oder eine belebende Sporteinheit erinnerten mich daran, wie wichtig es ist, meinen Körper zu schätzen und zu pflegen.

Ziele und Visionen visualisieren:

Das Visualisieren meiner Ziele und einer gesunden Zukunft inspirierten mich dazu, konsequent an meinem Lebensstil zu arbeiten. Das Schaffen eines klaren Bildes davon, wohin meine Reise führen sollte, stärkte meine Entschlossenheit.

Achtsamkeit und Meditation:

Die Praxis der Achtsamkeit und Meditation hat mir

geholfen, im Moment zu leben und mich auf das Hier und Jetzt zu konzentrieren. Diese inneren Ruhephasen sind Inspirationsquellen für Klarheit und Ausgeglichenheit.

Die Suche nach Inspiration ist eine individuelle Reise, und jeder findet Anregungen an unterschiedlichen Orten. Es ist diese Vielfalt, die die Welt der Inspiration so reich macht. Auf meinem Weg lernte ich ständig dazu und fand Inspiration an den unerwartetsten Orten.

Mögest auch Du von den inspirierenden Elementen in deinem Leben profitieren und dadurch die Kraft schöpfen, dir eine gesunde und erfüllte Lebensweise zu gestalten.

C. Den Spaß am Essen und Abnehmen wiederentdecken

Im Laufe meiner Reise zu einem gesünderen Lebensstil habe ich nicht nur nachhaltige Ernährungsgewohnheiten entwickelt, sondern auch den Spaß am Essen und Abnehmen wiederentdeckt. Nachfolgend schreibe ich Dir einige meiner Ansätze auf, wie ich diese Reise nicht nur als Verpflichtung, sondern als bereichernden und freudigen Weg gestaltet habe:

Kreative Kochexperimente:
>>> https://evaprasch.com/

Den Spaß am Essen habe ich durch kreative Kochexperimente neu entfacht. Das Ausprobieren neuer Rezepte und das Experimentieren mit Gewürzen und Zutaten hatten meine Küche zu einem Ort der kulinarischen Entdeckungen gemacht.

Genussvolles Essen ohne Schuldgefühle:

Essen sollte Freude bereiten, und das ohne Schuldgefühle. Indem ich bewusst genoß, ohne mich von Kalorienängsten leiten zu lassen, schaffte ich eine positive Verbindung zu meinem Essen. Jeder Bissen wurde zu einer Möglichkeit, den Geschmack und die Textur zu schätzen.

Gemeinsame Mahlzeiten:

Das Essen mit Freunden und Familie schaffte eine soziale Atmosphäre, die den Genuss am Essen verstärkte.
Gemeinsame Mahlzeiten waren und sind für mich nicht nur Gelegenheiten zum Teilen von Speisen, sondern auch zum Teilen von Erlebnissen und Lachen.

Moderation statt Verzicht:

Statt auf strikte Diäten zu setzen, habe ich gelernt,

auf Moderation zu setzen. Der Verzicht auf bestimmte Lebensmittel ist nicht mehr der Fokus. Stattdessen geht es darum, die Balance zu finden und bewusst zu wählen, was meinem Körper guttut.

Bewegung als Quelle der Freude:

Bewegung ist für mich nicht nur ein Mittel zum Abnehmen, sondern auch eine Quelle der Freude. Das Finden von Aktivitäten, die mir Spaß machen, hat körperliche Bewegung zu einem integralen Bestandteil meines Lebens gemacht.

Achtsames Essen praktizieren:

Achtsames Essen ermöglicht es mir, wirklich im Moment zu sein und den vollen Geschmack meiner Mahlzeiten zu erleben. Dieses bewusste Essen förderte nicht nur die Verdauung, sondern steigerte auch das Wohlbefinden.

Erfolge feiern und sich belohnen:

Jeder Fortschritt, sei er noch so klein, verdient Anerkennung und Feier. Sich selbst für erreichte Ziele zu belohnen, sei es mit einem besonderen Essen oder einer nicht-essen bezogenen Belohnung, stärkte meine Motivation und den positiven Bezug zum Abnehmen.

Die Reise zum Abnehmen ist nicht nur effektiv, sondern ist auch bereichernd. Durch das Entdecken des Spaßes am Essen und Abnehmen habe ich nicht nur Gewicht verloren, sondern auch eine nachhaltige Lebensweise kultiviert, die auf Freude, Genuss und Wohlbefinden basiert.

Mit Freude am Genießen und einem leichten Herzen auf dem Weg zu einem gesunden Lebensstil!

VII. FAZIT

Liebe Leserinnen und Leser,

mit einem Gefühl der Erfüllung und Dankbarkeit schließe ich dieses Buch über die Reise zu einer bewussteren Ernährung und einem gesunden Lebensstil. Die zahlreichen Gedanken, Tipps und Erfahrungen, die ich mit Dir geteilt habe, sind das Ergebnis einer persönlichen Reise, die von Höhen und Tiefen, Entdeckungen und Erkenntnissen geprägt war.

In diesem Buch haben wir gemeinsam die Bedeutung von kleinen Portionen, den Einfluss des Geschmacks in der Diät, praktische Tipps für die Umsetzung, Inspiration für eine nachhaltige Motivation, psychologische Aspekte und den Spaß am Essen und Abnehmen erkundet.

Jedes Kapitel wurde von dem Wunsch geleitet, nicht nur Informationen zu vermitteln, sondern auch eine positive Veränderung in Deinem Leben zu inspirieren.

Ich hoffe, dass Du auf diesen Seiten nicht nur Ratschläge gefunden hast, sondern auch die Werkzeuge, um eine bewusste und gesunde Lebensweise zu gestalten.

Erinnere dich daran, dass der Weg zu einem gesunden Lebensstil ein persönlicher ist, der Flexibilität, Geduld und vor allem Selbstfürsorge erfordert.

Die Reise zu einem bewussteren Essen hört nicht mit dem

Schließen dieses Buches auf, sondern setzt sich in Deinem täglichen Leben fort.

Sei mutig, experimentiere mit neuen Rezepten, pflege eine positive Einstellung und erinnere dich daran, dass jeder Schritt, den Du unternimmst, ein Schritt in Richtung Wohlbefinden ist.

Ich bedanke mich von Herzen für Deine Zeit und Deine Bereitschaft, dich auf diese Reise einzulassen.

Möge dieses Buch nicht nur eine Quelle von Informationen sein, sondern auch ein Begleiter auf Deinem Weg zu einem gesunden und erfüllten Leben.

Mit den besten Wünschen für Deine Gesundheit und Dein Glück, Eva

ÜBER MICH

Herzlich willkommen!

Mein Name ist Eva, und ich bin die Autorin dieses Buches über die Reise zu einer bewussteren Ernährung und einem gesunden Lebensstil.

Mit einer Leidenschaft für ausgewogene Ernährung, genussvolles Essen und das Streben nach Wohlbefinden möchte ich meine persönlichen Erfahrungen und Erkenntnisse mit Dir teilen.

Mein Interesse an einer gesunden Lebensweise wurde nicht durch strenge Diäten oder kurzfristige Trends, sondern durch die Entdeckung des Gleichgewichts und der Freude am Essen geweckt.

Ich habe es mir zur Aufgabe gemacht, die Reise zu einem bewussteren Lebensstil nicht als Verpflichtung, sondern als inspirierenden Weg zu gestalten.

In diesem Buch findest Du nicht nur Informationen und Tipps, sondern auch Einblicke in meine eigene Reise – mit Höhen, Tiefen, Erfolgen und Lektionen. Meine Absicht ist es, Dich zu motivieren, eine positive Verbindung zu Deiner Ernährung herzustellen, den Spaß am Essen wiederzuentdecken und Deine eigene, einzigartige Reise zu einem gesunden Lebensstil zu beginnen.

Mit meiner persönlichen Leidenschaft für gesundes Kochen hoffe ich, dass dieses Buch nicht nur informative Inhalte bietet, sondern auch dazu beiträgt, Deine Perspektive auf Ernährung und Wohlbefinden zu bereichern.

Vielen Dank, dass Du Dir die Zeit genommen hast, dieses Buch zu lesen.

Mit herzlichen Grüßen,
Eva

IMPRESSUM

Mag. Eva Prasch

Abt Balthasar-Straße 7

2651 Reichenau an der Rax

meine Bücher:
https://evaprasch.com/
https://mailchi.mp/d310096f601e/ratgeber